ettre a
l'Eslon
3. 1784.

. 6. 50

A Monsieur le Lieutenant
Général de Police de la part
de l'Autheur.

LETTRE

A MONSIEUR D'ESLON,

LETTRE

A MONSIEUR D'ESLON,

MÉDECIN ORDINAIRE'

DE MONSEIGNEUR

COMTE D'ARTOIS.

Rien de si heureux qu'un homme qui jouit d'une considération méritée, attachée à sa personne & non à la place qu'il occupe.

(Mad. DE LAMBERT.)

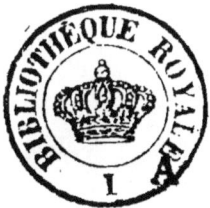

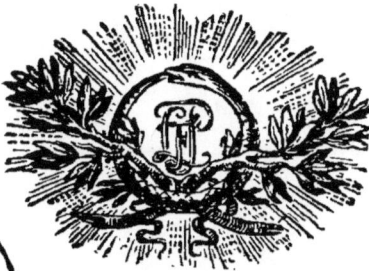

A GLASCOW,

Et se trouve à PARIS,

CHEZ PRAULT, IMPRIMEUR DU ROI,
quai des Augustins, à l'Immortalité.

1784.

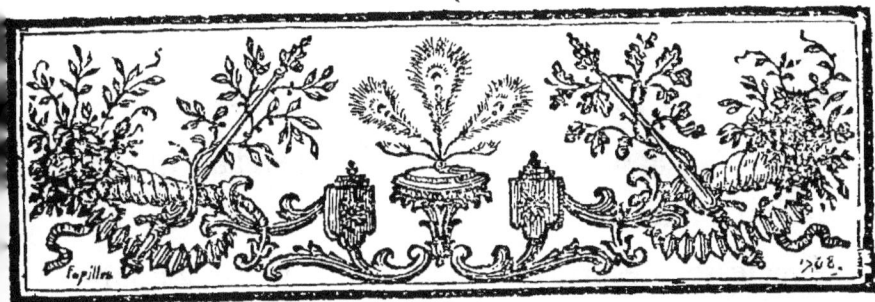

LETTRE

A MONSIEUR D'ESLON.

JE vous félicite bien sincèrement, mon cher
Docteur, sur le nouveau fleuron qu'on veut,
dit-on, ajouter à votre couronne. La France vous
doit Mesmer (*a*) & le Magnétisme animal. Après
les honnêtetés Littéraires & autres que ce bien-
fait vous a valu, il ne manquerait à votre gloire
que d'être rayé de la Faculté. On peut dire que
vos lauriers croissent parmi les épines. J'admire
depuis long-temps cette inaltérable égalité d'âme
avec laquelle vous soutenez les persécutions dont
vous êtes l'objet. Elles sont, il est vrai, infiniment petites, mais innombrables et continuelles.
Vous y opposez constamment tout le bien que

A iij

vous croyez pouvoir faire ; c'est en effet la seule
défense digne de vous. Je ne sais cependant quelle
illusion, quelle sorte d'esprit de corps, ou de
délicatesse, désormais outrée, vous arrête aujour-
d'hui dans une si noble carrière (b) ? Pourquoi
laisser traîner en longueur la plus inconcevable
peut - être de toutes les guerres polémiques,
tandis que d'un mot vous pourriez anéantir jusqu'à
son principe ? Je respecte autant que personne
votre extrême déférence pour M. Mesmer. Son
génie vous l'a rendu sacré ; la seule crainte de
le contrarier dans les spéculations qu'il avait cer-
tainement droit de faire et de *réaliser* pour sa
fortune (c) , était jusqu'ici pour vous un motif
de silence qu'aucune considération ne pouvait
vaincre. Vous avez aujourd'hui passé de bien loin
toutes les bornes d'un tel procédé. Il est temps
de servir l'humanité plus en grand, d'en être
le bienfaiteur, et d'assurer votre repos par la
publication complette du Magnétisme animal.
Alors les Savans qui vous ont jugé pourront eux-
mêmes répéter vos expériences ; ils y seront
même forcés en quelque sorte, parce que *les*

Savans qui ne vous ont pas jugé voudront les exécuter aussi. Alors ces mêmes Juges, qui nous ont peint avec tant d'éloquence et de sagesse la *force prodigieuse de l'imagination* (*d*), pourront également reconnaître la force non moins étrange de la prévention, et de combien de fils imperceptibles cette prévention est ourdie par une cabale immense, dont l'adresse et l'activité vont jusqu'à surprendre des hommes tels que Mrs Franklin et Bailly (*e*). Alors, Monsieur, plus de contradictions, plus d'erreurs, plus de doutes ; l'expérience journalière de toute une nation va les dissiper ; (car je suppose que vous publierez d'abord un petit Traité très-élémentaire, ou Catéchisme Magnétique, à-peu-près dans le genre de celui que le Gouvernement répandit, il y a quelques années, contre les Asphyxies, et que les raisonnemens profonds et les théories savantes ne viendront qu'après.) (*f*) Alors l'homme du monde s'instruira ; car quelles que soient la légéreté, la frivolité, la paresse, elles seront toujours un peu surmontées par l'amour de la vie et le besoin de la santé. Alors enfin, la classe la plus nom-

breuse et la plus souffrante , sera secourue sûre-
ment et promptement, parce qu'elle pourra se
secourir elle-même dans les cas pressés et ordi-
naires. Cette considération me paraît si décisive,
que j'aurois omis toutes les autres , si elle ne m'y
paroissait nécessairement liée , et si les progrès
de cette Doctrine salutaire à laquelle je dois
tant, n'étaient inévitablement retardés par les in-
certitudes , par les préventions réelles et affectées,
résultats des circonstances actuelles. C'était, mon
cher Docteur, une erreur qui ne peut qu'honorer
votre ame , mais c'en était une que de juger
d'après vous la plupart des hommes à qui vous
auriez à faire. Le courant de ce qu'on appelle
honnêtes gens dans le monde, et qui le mérite
le mieux , se contente de n'être activement ni
méchant, ni injuste ; mais loin de s'armer du
courage , souvent nécessaire pour faire le bien,
rendre justice et dire la vérité, ces honnêtes
gens regarderoient comme une insigne folie de
l'entreprendre à leurs périls et risques. Plusieurs
Médecins vos disciples m'ont avoué qu'il leur
était impossible de renoncer à leur opinion sur

le Magnétisme animal, pour adopter celle de vos Commissaires, mais qu'ils ne pouvaient compromettre ni leur état, ni leur tranquillité à le défendre *contre leur Corps*. Il faut, disent-ils, laisser passer le torrent. — Fort bien ; mais le torrent n'emportera-t-il pas les malades ? Je n'ai pas fait cette objection, à ceux de vos disciples dont je viens de vous parler ; je l'aurais regardée comme cruelle en la croyant inutile, mais je ne puis m'empêcher d'estimer leur candeur ; car s'il est peu honorable d'être faibles, il est sans doute honnête et méritoire d'être vrais contre soi-même. C'est donc un secours insuffisant que l'instruction exclusive des Médecins. Quelque noble et gratuite qu'elle ait été de votre part, mon cher Docteur, le *secret* de cette instruction ressemble trop encore aux initiations antiques. Telle n'est plus la marche du dix-huitième siècle, ou plutôt celle-là n'est pas faite pour lui. C'est aujourd'hui le Public qu'il faut instruire ; l'Imprimerie ne fut inventée que pour cela. Les malades eux-mêmes que vous avez guéri, vous demanderont comment, avec quoi vous les avez guéris ? Leurs

questions deviendront aussi vives que leurs actions
de grace, et le Public attend de vous plus et
mieux que des demi-confidences. TOUT OU RIEN,
vous dira-t-il, si vous ne satisfaites qu'en partie
sa curiosité, simplement excitée par vos précé-
dens ouvrages. Il ne vous laissera même pas l'al-
ternative ; car il les regarde, à juste titre, ainsi
que les cures éclatantes que vous avez faites,
les talens et les vertus que vous avez montrés,
comme autant d'engagemens aussi honorables
pour vous, qu'utiles à lui-même, et que doréna-
vant vous êtes obligé de remplir jusqu'à ce qu'il
ne vous reste plus rien à lui apprendre. J'ai éprouvé
assez d'impressions, j'ai obtenu assez de résultats,
et constaté un assez grand nombre de faits relatifs
au Magnétisme (g), pour être sûr de servir l'humanité autant qu'il est en moi, quand je vous cite
à son tribunal. Trop de gens sans doute essayeront
d'une main faible et mal assurée de lever un coin
du voile qu'il vous appartient plus qu'à personne de
faire tomber, puisque M. Mesmer ne le juge pas
à propos lui-même. On ne me verra point grossir
la foule de ces tentatives imparfaites (h). Je ne

pense pas qu'on doive s'y croire autorisé par la connaissance de quelques agents du Magnétisme animal, ni même pour avoir produit quelques effets heureux ; mais sur cette matière plus que sur toute autre, il faut aujourd'hui s'attendre à voir les personnes les moins éclairées ériger leurs conjectures en principes, et les publier avec intrépidité ; certes, cet inconvénient ne sera pas un des moindres de votre silence. Sans doute le Magnétisme animal sera enfin reconnu pour une vérité incontestable, et non moins importante que la circulation du sang dont il est peut-être le plus puissant véhicule que nous ayons ; sans doute nous jouirons un jour de cette précieuse découverte dans toute son étendue. Pourquoi ne hâteriez-vous pas un moment si désirable et qui dépend de vous ? Daignez me croire, mon cher Docteur, et ne pas souffrir plus long-temps le reproche de nous ravir tous les avantages que vous ne nous procurez pas. Parmi la foule innombrable des contradictions de ce monde, celle d'un moyen curatif et conservateur tenu *secret* et renfermé dans un certain nombre de personnes, au lieu d'être universellement enseigné, me paraît la plus révoltante ; c'est aussi la plus opposée à votre caractère, et vous presser d'y mettre fin, c'est vous presser d'être vous-même.

Je suis, avec autant de reconnaissance que d'attachement et la plus haute considération, Monsieur, votre très-humble et très-obéissant Serviteur, LE COMTE DE FONTETTE-SOMMERY.

Paris, 6 Septembre 1784.

P. S. Comme on achevait d'imprimer cette Lettre, voilà l'Examen sérieux et *soi-disant* impartial qui vient de m'arriver. Le ton de sagesse et la modération apparente avec lesquels il est écrit me paraissent mériter quelqu'attention de votre part, et devoir le distinguer de la foule des pamphlets. Au reste, cette petite attaque, bien qu'une des plus adroites peut-être qu'on ait dirigées jusqu'ici contre le Magnétisme animal, est, je crois, beaucoup moins redoutable que spécieuse, et sa meilleure réfutation sera de publier votre méthode comme vous y invite l'Auteur de cet Examen. C'est sans le savoir que je me, suis rencontré avec lui ; cette idée est si naturelle qu'elle doit venir à tout le monde, et vous savez, mon cher Docteur, que je vous ai toujours témoigné la même façon de penser sur ce point.

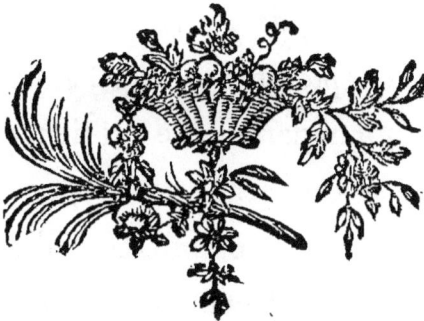

NOTES.

(*a*) Voyez le Précis Hiſtorique des faits relatifs au Magnétisme Animal, jusqu'en Avril 1781, par M. Mesmer, pages 72, 73 & 74.

,, Ramenons le Lecteur *aux tems qui ont suivi ma*
,, *rupture avec l'Académie des Sciences et la Société*
,, *Royale de Médecine de Paris.*

,, Au mois de Septembre 1778. j'étais abandonné,
,, fui, dénigré, honni par tout ce qui tient aux Sciences.
,, Les extrêmes se touchent : cette époque est préci-
,, sément celle de mes premieres liaisons avec M.
,, d'Eslon. J'ai dit qu'il était Médecin de la Faculté
,, de Paris, premier Médecin ordinaire de Monsei-
,, gneur Comte d'Artois ; mais je n'ai pas dit combien
,, M. d'Eslon est un homme vraiment rare. Né sincere,
,, c'est avec toute la franchise d'une ame pure et d'un
,, cœur droit qu'il aime la vérité, qu'il la considere
,, sans rougir, l'accueille avec candeur, la dit sans
,, offense, la suit avec constance et fermeté, la publie
,, sans chaleur et sans ostentation. . . . Je me suis refusé
,, à des propositions qu'il trouvait raisonnables ; *mais*

» *aussi j'ai fait bien des pas que tout autre que lui*
» *m'aurait inutilement demandé.*

„ C'EST AINSI que je suis encore en France ; moi
« qui voulais n'y séjourner que peu de mois : C'EST
» AINSI que j'ai fait des expériences de savans, moi
» qui depuis mon aventure à l'Académie des Sciences
» m'étais bien promis de ne plus me donner en spectacle
» de cette maniere ; C'EST AINSI que j'ai entrepris des
» traitemens de maladies , *pour la conviction de gens*
» *qui ne veulent pas être convaincus* , quoique mes
» relations avec l'Académie des Sciences et la Société
» Royale m'eussent fait connaître LES DÉSAGRÉMENS
» ATTACHÉS A CE GENRE DE COMPLAISANCE «.
— En voilà sans doute assez , pour qu'il m'ait été permis de m'exprimer comme je le fais ; ce passage
prouve d'ailleurs combien les savans en général se
prêtent peu volontiers à se laisser instruire ; combien
est ancienne la prévention de nos compagnies savantes
contre le Magnétisme animal ; et combien M. d'Eslon
devait s'attendre à les trouver défavorables , après avoir
osé s'occuper de cette doctrine , et se lier avec M. Mesmer , *précisément à l'époque de sa rupture avec elles.*
Les personnes qui le connaissent ne s'étonneront cependant pas que cette défiance ne lui soit pas venue.

Elles savent que le portrait qu'on vient de voir est exact et ressemblant. Elles déplorent aussi sincerement que moi, la désunion de MM. Mesmer et d'Eslon. Le tableau dégoûtant des manœuvres qui l'ont occasionnée, n'est heureusement pas de mon sujet ; on sait que les attachemens les plus respectables ne résistent pas toujours aux artifices des sots et des fripons, et que ceux-ci craindraient de se voir tenus constamment trop au-dessous des gens de mérite, s'ils ne parvenaient quelquefois à les diviser.

N'oublions cependant pas que M. Mesmer dans sa Requête au Parlement, n'a pu s'empêcher de remarquer la *plus aveugle partialité de la part des Commissaires*. Quant à son désaveu d'avoir instruit M. d'Eslon, c'est à mon gré, pour celui-ci, la plus formelle autorisation de disposer d'une doctrine qui ne lui a pas été confiée. Cette dispute, quoique très-différente, ne pourrait-elle pas rappeller celle de Newton & Leibnitz, qui prétendirent tous deux avoir inventé le calcul de l'infini, & s'accuserent mutuellement de se l'être dérobé ? Ce fameux procès est resté indécis. Plusieurs Savans m'ont fait l'honneur de me dire, qu'un tel larcin, s'il avait pu s'exécuter en effet, ne l'aurait jamais été par un Géomètre ordi-

naire,

naire, mais qu'il était extrêmement probable que ces deux grands hommes avaient inventé véritablement le calcul de l'infini, chacun de leur côté, et par des méthodes différentes, fruits l'une et l'autre de leur génie, qui les avait fait se rencontrer au point de cette grande découverte. Je suis loin de comparer des objets si peu analogues, et c'est au genre humain d'assigner les rangs de ceux qui l'éclairent, après que le tems et l'expérience l'ont mis à même de les juger ; les circonstances sont d'ailleurs trop différentes ; je conçois simplement que M. d'Eslon peut très-bien avoir *le secret* de M. Mesmer, sans que M. Mesmer le lui ait enseigné. Précédé par lui, M. d'Eslon, ne saurait lui disputer la gloire de l'invention, et le veut encore moins ; mais il n'en résulte nullement que par ses propres efforts, il ne puisse avoir acquis la connaissance de cette invention. Tel un Chimiste qui décompose une préparation quelconque, en découvre *le secret* et parvient à la faire lui-même. Ne peut-on pas le considérer alors en quelque sorte, comme un second inventeur ? S'il étoit possible de supposer que MM. Mesmer et d'Eslon traitassent différemment leurs malades, il faudrait se réjouir qu'il y eût deux moyens, au lieu d'un, de nous rendre la santé ; car l'un et l'autre ont

B

fait des cures extraordinaires ; ils en ont fait un grand nombre, et procuré presque toujours un soulagement considérable à ceux qu'ils n'ont pu guérir. En 1781, j'allai consulter *verbalement* M. Mesmer, il m'expliqua les maux que je sentais par une cause qui m'était absolument inconnue ; il me dit que je pourrais rester long-tems dans le même état, si je ne me faisais pas traiter ; il devina par ce que je lui disais, plusieurs choses que je ne lui avais pas encore dites ; ses idées sur le régime que j'avais à suivre se trouverent à-peu-près conformes aux miennes ; enfin, il m'annonça ce que j'éprouverais quand je serais magnétisé. M. d'Eslon n'était pas présent à cette consultation, je ne l'en instruisis pas, jugeant bien que je n'aurais pas le tems de faire des remedes, et je partis peu après pour l'île Minorque. En Septembre 1783. je consultai M. d'Eslon, il me dit absolument les mêmes choses que M. Mesmer, il m'expliqua également les maux que je sentais par une cause que j'ignorais, et la même dont M. Mesmer m'avait parlé, il me prédit aussi ce que j'éprouverais au traitement ; ses prédictions furent encore les mêmes que celles de M. Mesmer, et se sont toutes réalisées. Ma santé est devenue infiniment meilleure malgré le peu d'éxactitude que j'ai pu mettre à suivre le traitement , dont j'ai ressenti les effets d'une maniere si directe et si prononcée , qu'il m'est impossible d'attribuer aux seuls efforts de la nature , l'état où je me trouve aujourd'hui ; et il faut observer que *je n'ai fait absolument nul usage de crême de tartre , ni d'aucun remède quelconque.* Je ne me permets aucunes réflexions sur la conformité des réponses que m'ont faites MM. Mesmer & d'Eslon. Quelle qu'étonnante qu'elle doive paraitre , je puis répondre de sa parfaite exactitude ; les personnes impartiales en concluéront ce qu'elles jugeront à propos. Quant à celles qui , lorsque MM. Mesmer et d'Eslon guérissent journellement des malades abandonnés des Médecins , n'attribuent ces guérisons qu'à la nature, ce sont assurément de mortels ennemis de la Médecine; car si parmi tous les inconvéniens des grandes sociétés , la nature conserve encore une si heureuse énergie , c'est la plus pernicieuse erreur du monde , que de souffrir parmi nous , l'art qui se propose de l'aider dans ses opérations. Mais il faut bien se garder de répondre à tout. J'avoue que lorsqu'on déclare le Magnétisme animal *une pure illusion* , ceux qui en ont éprouvé les avantages me paroissent avoir quelques droits de réclamer contre une décision pour eux si étonnante. Il serait à souhaiter, ce me semble, que dans les différens lieux où l'on magnétise, on dressât des Procès-verbaux comme à Buzancy, et qu'on s'attachât particulièrement à bien constater les cures. Peu d'incrédules se rendraient, mais on en persuaderait beaucoup. Au reste, le Procès-verbal de Buzancy, lui seul est déjà d'un grand poids par la réputation de son Auteur, dans le Corps Royal de l'Artillerie ; un très-grand nombre d'Officiers de ce Corps passent leur vie dans une profonde étude des sciences exactes, et ce n'est pas une distincion légère, que d'être cité parmi eux comme l'est M. le Marquis de Puységur : on sait qu'en général ce n'est guères chez les Géomètres et les Calculateurs qu'il faut chercher des enthousiastes. Peut-être objectera-t-on que M. de Puységur aime et cultive aussi avec succès les Arts agréables dont le propre est d'exalter l'*imagination ;* mais qu'on ne s'embarrasse pas de cela, car il n'en est pas moins une des têtes les plus froides qu'il y ait dans l'armée du Roi.

(*b*) A moins de connoître M. d'Eslon personnellement, on ne manquera pas de dire, que le motif de son

silence est facile à deviner , & qu'il ne s'abstient de publier sa doctrine que pour gagner plus d'argent. Mais
pour s'assurer du contraire , il suffit de se rappeller que
M. d'Eslon vient d'instruire gratuitement plus de cent
Médecins, & qu'il continue d'instruire de même tous
les Médecins qui le desirent. On peut observer encore,
que si M. d'Eslon avait voulu enseigner sa doctrine à
raison de 25 louis par personne, il se serait procuré ,
selon toute apparence, à-peu-près quatre fois autant de
disciples, que M. Mesmer en a instruit, moyennant
100 louis chacun. Le nombre de ceux-ci est, dit-on,
de 150 : mais supposons, si l'on veut, que M. d'Eslon
n'eût eu de cette maniere que deux cents Éleves, (ce
qui est bien peu pour Paris, vu les soixante-quinze louis
de différence) il me semble qu'un homme, qui peut si
aisément mettre 40 mille écus dans sa poche, et qui
n'en fait rien, doit être bientôt jugé, quant au chapitre
de l'intérêt.

(c) M. Mesmer a non seulement usé du droit le
plus incontestable et le plus glorieux, celui de l'invention, quand il a disposé de sa découverte ; mais il l'a
fait d'une maniere très avantageuse pour l'humanité.
M. Mesmer connoît le monde ; il sait avec quelle froide

et légere indifférence, on reçoit un livre qui ne s'an-
nonce que pour être utile, dont l'Auteur n'est d'aucune
Académie, d'aucun Musée, d'aucune Secte, d'aucun
Parti; il sait que le sort d'un pareil ouvrage est commu-
nément d'être dépecé et travesti par un Journaliste,
jugé sans être lu, oublié le lendemain. La ressource
d'appeller à la postérité lui a paru trop lente, et
ne devait véritablement pas lui suffire : heureusement
pour nous et pour lui, M. Mesmer a préféré confier sa
doctrine à plus de cent personnes, qui désormais en
assurent la tradition. Plusieurs d'entr'elles, soit par
leurs avantages personnels, soit par leur rang ou leur
fortune, marquent assez dans le monde pour se faire
écouter, quand elles parleront de ce qu'elles savent,
même sans vouloir dire ce qu'elles ont appris. Ce
secret, cette sorte de distinction de savoir une chose
qui n'est pas généralement connue, seront encore,
pour plus d'un disciple de M. Mesmer, un attrait par-
ticulier, qu'on ne peut définir, mais qui existe, et que
peut-être on pourrait comparer à la jalousie : car de
quelque maniere qu'on veuille considérer la possession
exclusive, on ne conçoit gueres par quelle sorte de
caprice on y met quelquefois tant d'importance, ni ce
qu'elle peut ajouter au prix de son objet. Quoi qu'il

en soit, le Magnétisme animal ne peut plus mourir avec M. Mesmer, et c'est une immense obligation que nous lui avons. Mais par cela même, il n'y eut jamais de circonstance plus favorable que le moment actuel pour le rendre public, et pour en multiplier infiniment les avantages.

(*d*) En attendant, voici quelques petits problèmes, qui m'ont paru curieux, et que je prends la liberté de proposer aux Académies qui voudront les résoudre.

» Déterminer jusqu'à quel point il peut résulter du
» rapport de quelques Savans, 1°. qu'un nombre con-
» sidérable de personnages graves et d'un âge mûr,
» pourvus de sens commun, ayant reçu quelqu'édu-
» cation, et qui s'imaginent avoir été guéris par le
» Magnétisme animal, doivent passer pour autant de
» Visionnaires ? 2°. que beaucoup d'autres personna-
» ges de même trempe qui s'imaginent avoir éprouvé
» des impressions très-réelles par le Magnétisme
» animal, même fans avoir été touchés, doivent passer
» aussi pour autant de Visionnaires ? 3° qu'environ
» cent autres personnages encore, et d'un tout autre
» poids, c'est-à-dire environ cent Docteurs en Méde-
» cine qui ont appris, crû, et employé le Magnétisme

» animal, doivent aussi passer absolument pour des
» imposteurs ou des imbécilles ?

 » Déterminer jusqu'à quel point de tels résultats
» et les rapports dont ils émanent *rigoureusement*,
» doivent être présumés justes ?

 » Déterminer jusqu'à quel point, au témoignage
» d'un homme simplement honnête et sensé qui vous
„ dit froidement, *j'ai été guéri de tel mal par tel*
✶ *remède*, on doit préférer le raisonnement d'un ha-
» bile Médecin ou d'un savant Physicien, qui lui ré-
„ pond, *et moi je vous prouve que vous n'avez pas été*
✶ *malade, ou que vous n'avez pas dû guérir par ce*
✶ *remède-là ?* «

 (*e*) De toutes les sortes d'hommages qu'on peut
rendre aux hommes supérieurs, une des plus dignes
d'eux, c'est de les contredire quand ils se trompent.
N'est-ce pas une inexactitude incompréhensible dans le
rapport des Commissaires de l'Académie, que d'avoir
cité les impressions réelles, causées par le Magnétisme
animal, comme effet de l'extrême irritabilité du genre
nerveux en de certains sujets, ou comme résultat d'une
forte pression, *longtems exercée sur des parties natu-*
rellement très sensibles ? Qui ne croiroit, en lisant ce

rapport, que le Magnétisme ne s'opere qu'en faisant éprouver aux malades des pressions violentes et douloureuses au creux de l'estomac ou aux hypocondres ? Plusieurs malades y éprouvent effectivement de la douleur ; mais en général cela est rare : et quant au sentiment de la *pression*, il ne peut avoir que des causes intérieures, puisque jamais on n'appuie le doigt ni la main qui magnetise de maniere à *presser* la partie touchée. Il est au contraire parfaitement constaté, que beaucoup d'hommes robustes, instruits, raisonnables, ont éprouvé successivement de la chaleur, des évacuations, et diverses impressions du Magnétisme sans être touchés du tout, et par la seule direction du conducteur ou de la main qu'on faisait mouvoir paralellement à eux à différentes distances. J'ai vu pareillement les effets du Magnétisme animal agissant et réflechi par une glace de miroir. A l'égard des crises, il est bien avéré que le plus grand nombre des malades n'en éprouvent aucunes, du moins de celles qui se font remarquer, et qui paraissent convulsives. Il est très vrai que les personnes sujettes à des crises se les communiquent assez rapidement les unes aux autres, quand elles sont ensemble ; mais je n'ai pas vu, pendant dix mois que j'ai suivi le baquet, les personnes qui n'avaient pas ordinairement de crises, y devenir fujettes, et les faits peuvent toujours être opposés à des conjectures.

(*f*) On s'attendrait, ce semble, plus naturellement à la marche opposée; c'est-à-dire, que la théorie d'une doctrine quelconque, devrait précéder son usage. Dans le fait, on a vu prefque toujours arriver le contraire. Nous devons la plupart des inventions utiles à des hommes industrieux, plutôt qu'à des hommes instruits; et les machines les plus usuelles ont été connues, selon toute apparence, longtems avant les principes de la méchanique. A l'égard du Magnétisme animal, dèjà répandu parmi des gens du monde, c'est aujourd'hui le peuple qu'il faut en instruire : les Savans n'ayant pas voulu l'apprendre, et ne l'ayant jugé que sur parole, ne peuvent à son égard guider la multitude ; ils peuvent feulement à la longue être ramenés par elle à la vérité plus accessible à l'ignorance qui la cherche, qu'à la fcience, qui ne peut quelquefois la suppofer si loin d'elle et de ses idées.

(*g*) Quand je dis *avoir constaté un affez grand nombre de faits relatifs au Magnétisme animal*, je n'entends parler que des cures de MM. Mesmer

& d'Eslon , des effets que j'ai éprouvés ou dont j'ai été témoin , soit chez M. d'Eslon, soit ailleurs, par lui ou ses disciples. Je ne m'abstiens de citer les cures, que parce que j'espere qu'elles le seront avec plus de détail & mieux que je ne pourrais le faire. Je croirais manquer à l'exactitude rigoureuse dont il n'eſt pas permis de s'écarter quand on cite, si je comptais au nombre de ces faits ceux qui m'y ont paru les plus analogues , et j'ai vu beaucoup de ces derniers. Un des plus intéressans et des mieux constatés que je sache , est la cure d'un cheval de M. le Carpentier, opérée par M. de Rossi. La relation originale en a été déposée chez M. Castel, Avocat, rue Sainte Avoye. La publicité de cette relation, également singulière et curieuse, ne pourra qu'essentiellement contribuer aux progrès de la Médecine vétérinaire. Un seul fait de cette nature est plus persuasif que les plus bellés fleurs de Rhétorique et les plus forts argumens. Le célèbre M. Quinquet , à qui nous devons les premières expériences connues sur la formation des météores aqueux par l'électricité, n'a pas tout-à-fait dédaigné *la chimère* du Magnétisme animal ; il en a cherché le principe, et a bien voulu me communiquer ses expériences. J'avoue que

la conformité des résultats me paraît offrir l'iden-
tité la plus probable , entre les moyens dont se sert
M. d'Eslon , et ceux employés par M. Quinquet. Je
crois d'ailleurs pouvoir présumer avec fondement ,
qu'une des plus importantes parties de la doctrine du
Magnétisme animal consiste dans la théorie des direc-
tions , et que cette théorie n'eſt complettement pos-
sédée par personne de ceux à qui MM. Mesmer ou
d'Eslon n'ont pas jugé à propos de l'enseigner. Encore est-il plus que vraisemblable qu'ils y ajouteront
eux-mêmes par la suite , et qu'elle ne fera tous les
progrès dont elle est susceptible , qu'après être absolument dégagée des ténèbres du *secret*.

(*h*) Il en faut totalement distinguer les essais insé-
rés par M. de Montjoie , dans le Journal de Paris.
Quoique très enveloppés , et dès-lors nécessairement
très-incomplets , ils renferment de précieux germes
d'instruction : je puis même assurer que plusieurs personnes , uniquement guidées par cet écrit , produisent
des effets sensibles et salutaires, leſquels paraissent avoir
la plus grande analogie avec ceux du Magnétisme animal. J'ai éprouvé et causé plusieurs de ces effets : je
puis citer M. de Marſollier des Vivetieres, parce que

je l'ai vu opérer, et établir la communication la plus
étonnante entre le sujet sur lequel il agissait et lui-
même, au point que, m'étant placé entre eux, cette
communication ni ses effets n'en étaient pas interrom-
pus. Comme il a eu la complaisance de me faire part
de ses moyens, je ne puis me refuser au plaisir de lui en
témoigner publiquement ma reconnoissance. Revenons
à M. de Montjoie : ayant vécu dans l'intime société de
M. Mesmer ; lié particulièrement d'estime et d'amitié
avec M. d'Eslon, il s'est cru obligé au *secret*, et l'a gardé :
certain que ce *secret* pouvait devenir infiniment utile,
il a voulu exciter les bons esprits à s'en occuper ; et
l'on a vu la souscription du cours magnétique de M.
Mesmer, d'abord languissante à son commencement,
s'accroître aussi-tôt avec la plus grande rapidité. Cher-
chant à servir, plutôt qu'à plaire, voulant concilier
l'utilité publique avec les considérations privées, M. de
Montjoie n'a contenté personne, et devait s'y attendre ;
mais il a su satisfaire à tout avec autant d'honnêteté que
d'adresse. Il n'en falloit pas moins sans doute, et l'on
ne pouvoit se tirer mieux d'une entreprise aussi déli-
cate. Le respect de M. de Montjoie pour les mœurs
n'eût vraisemblablement pas suffi pour l'engager à en
faire mention, relativement au Magnétisme animal,

qui n'a nul rapport direct avec les mœurs bonnes ou mauvaises, si les détracteurs de cette doctrine n'avaient affecté de la croire une indécence dangereuse. Plutôt que de perdre son tems à les combattre, M. de Montjoie sans doute a voulu leur fermer la bouche, en récommandant le choix d'un Médecin, connu pour honnête; mais on sait assez combien il est essentiel d'éloigner des jeunes gens tout ce qui peut les conduire au désordre. Au reste, les personnes bien intentionnées savent tellement tirer parti de tout, que j'ai souvent entendu citer M. de Montjoie, pour démontrer qu'il fallait proscrire le Magnétisme; et je laisse à penser comme on triomphe, quand on cite aussi fidélement. Je regarde au contraire le Magnétisme animal, et la pratique de toute médecine quelconque, comme un des plus sûrs préservatifs possibles contre les tentations d'un certain genre. Oui, fans doute, l'homme le plus voluptueux, dès qu'il s'occupe de l'art de guérir, n'est qu'un froid observateur; il n'est plus de chair, il est de marbre. Lorsque notre imagination s'enfonce dans les labyrinthes de l'Anatomie, qu'appercevons-nous d'abord? Une machine prodigieusement frêle et compliquée; et cette machine, c'est nous-mêmes. Qu'examinons-nous ensuite? une multitude de destructions

partielles, qui précedent et amenent la destruction to-
tale. Qu'attendons-nous ? des douleurs sans nombre
peut-être, et la mort à tout moment. Il est vrai qu'on
se familiarise avec ces objets séveres, par l'habitude de
s'en occuper ; mais la fermeté devient ici plus nécessaire
que la continence. Si les gens très austeres et très scru-
puleux, qui, presque toujours, ont le malheur d'avoir
des sens beaucoup plus indomptables que les autres, ne
peuvent encore se rassurer par ces réflexions, je les
prierai de se rappeller, que

Il n'est jamais de mal en bonne compagnie.

F I N.